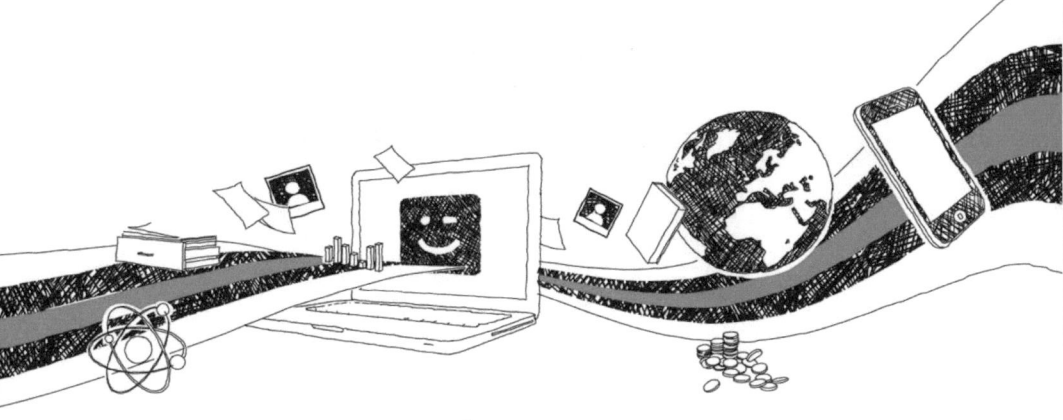
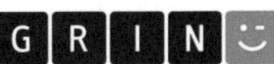

Adipositas ab Kindesalter. Notwendigkeit und Maßnahmen zur Prävention

Lisa Schwär

Bibliografische Information der Deutschen Nationalbibliothek:

Die Deutsche Nationalbibliothek verzeichnet diese Publikation in der Deutschen Nationalbibliografie; detaillierte bibliografische Daten sind im Internet über http://dnb.d-nb.de abrufbar.

ISBN: 9783346887832
Dieses Buch ist auch als E-Book erhältlich.

Druck und Bindung: Books on Demand GmbH, Norderstedt Germany
Gedruckt auf säurefreiem Papier aus verantwortungsvollen Quellen

Das vorliegende Werk wurde sorgfältig erarbeitet. Dennoch übernehmen Autoren und Verlag für die Richtigkeit von Angaben, Hinweisen, Links und Ratschlägen sowie eventuelle Druckfehler keine Haftung.

Das Buch bei GRIN: https://www.grin.com/document/1363789

HAUSARBEIT
AUFGABENSTELLUNG 2:

Adipositas ab Kindesalter – Notwendigkeit und Maßnahmen
zur Prävention

IU Internationale Hochschule
Studiengang: Fernstudium Bachelor of Arts – Kindheitspädagogik

Inhaltsverzeichnis

I.   Abkürzungsverzeichnis

„vgl."   vergleiche

„z.B."   zum Beispiel

„sog."   sogenannte

„BMI"   Body-Mass-Index

„RKI"   Robert-Koch-Institut

„Kita"   Kindertagesstätte

„Kiga"   Kindergarten

„WHO"   World Health Organization

1. Einblick in die Hausarbeit

Die Auswahl fiel auf die Aufgabenstellung 1.2: „Programme, Methoden und Maßnahmen der Gesundheitsförderung und Prävention im Kindesalter" mit dem Ziel, anhand eines selbstgewählten Beispiels den aktuellen Bezug zur gesundheitlichen Lage in Deutschland zu erläutern und wirksame Programme oder Maßnahmen zur Gesundheitsförderung und Prävention im Kindesalter zu benennen. Die aktuelle gesundheitliche Lage der Kinder in Deutschland gaben genug Anreiz, um sich näher mit dem Thema zu befassen. Durch den täglichen Kontakt mit Kindern im Kindergarten erschien dieses Thema am relevantesten zu sein. Sind Präventionsprogramme von Notwendigkeit, können diese bereits im frühen Kindesalter stattfinden und eine positive Auswirkung auf die weitere Entwicklung der Kinder haben?

Der Schwerpunkt der Arbeit beschäftigt sich mit Adipositas im Kindesalter. Doch bevor wir auf Adipositas eingehen werden, wird das Thema Gesundheit und gesundheitliche Aspekte beleuchtet und mit Fachliteratur erklärt. Wie wird Gesundheit beschrieben und definiert? Danach folgt die aktuelle gesundheitliche Lage der Kinder und Jugendlichen in Deutschland. Im nächsten Kapitel geht es um Adipositas. Was ist Adipositas, wie wird Adipositas bei Kindern diagnostiziert und wie äußert sie sich bereits im Kindesalter? Es werden außerdem Ursachen, Risikofaktoren und mögliche spätere Folgen beschrieben. Im Anschluss werden zwei gesundheitsfördernde Maßnahmen und Präventionsprogramme im Vorgehen gegen Adipositas im Kindesalter vorgestellt.

Abschließend wird im Fazit ein Rückblick der gesamten Arbeit gezogen und mögliche offene Fragen geklärt.

2. Gesundheit

2.1 Was ist Gesundheit?

„Subjektive Gesundheit wird als multidimensionales Konstrukt verstanden, welches körperliche, seelische und soziale Dimensionen des Wohlbefindens einer Person umfasst"[1]. Die Definition von Gesundheit, laut der WHO, lässt sich wie folgt ins deutsche übersetzen: „ist ein Zustand vollständigen, körperlichen, seelischen und sozialen Wohlbefindens und nicht nur das Freisein von Krankheiten oder Gebrechen" (vgl. WHO, 2020, S.1). Damit wurden von der WHO, die Gesundheit aus rein biomedizinischer Sichtweise gelöst, und als multidimensional betitelt. Es ist kein eindeutig definierbares Konstrukt, es ist eher schwer zu erfassen, da es aus verschiedenen Komponenten besteht: ein Zusammenspiel aus körperlichen, seelischen und sozialen Bereichen, die sich gegenseitig beeinflussen. Die inneren Anforderungen geben dem Menschen die Möglichkeit, sein inneres Gleichgewicht und die Bewältigungsorientierung zu stärken. Dies ist wichtig für die weitere Gesundheitsförderung und Kompetenzbildung. Voraussetzung für die Gesundheit eines Menschen ist demnach die körperliche und psychische Bewältigung von sozialen und materiellen Umweltanforderungen. Durch diese Vorstellung ist Gesundheit mit gelungener Verbindung von bewusster und lustvoller Lebensführung möglich: positive Einstellungen zu den täglichen Herausforderungen, optimistische Erwartungen an das Umfeld und die Annahme des eigenen Körpers. Der Begriff „bedingte Gesundheit" beschreibt Menschen, die durch Erkrankungen im Alltag eingeschränkt sind. Sie sind immer noch „bedingt gesund", wenn sie ihr persönliches Gleichgewicht finden und ihre Lebensziele teilweise/in Grenzen erreichen (vgl. Franzkowaik und Hurrelmann 2018, o.S.).

2.2 Aktuelle, gesundheitliche Lage der Kinder in Deutschland

Bei KiGGS Welle 2, auf die unter Punkt 2.1 ausführlicher eingegangen wird, lassen sich aktuelle Daten zum allgemeinen Gesundheitszustand der 3-17-Jährigen erfassen. Es stellt ein Fragebogen da, wobei Eltern ihre Kinder, und die Kinder und Jugendliche sich selbst zu ihrer Gesundheit einschätzen sollen. Bei den Auswertungen der Ergebnisse ergab sich, dass die Eltern angaben, ihre Kinder und Jugendliche haben einen sehr guten/guten Gesundheitszustand. Bei den Kindern und Jugendlichen kamen heraus, dass die Selbstwahrnehmung der Gesundheit bei zunehmendem Alter sinkt. Außerdem ergab, dass das Aufwachsen der Kinder und Jugendlichen in sehr guter/guter Gesundheit nicht gleich verteilt ist. Es wird dabei unterschieden, ob die Familie sich in einem hohem, mittlerem oder niedrigen Sozialstatus befindet. Bei den Familien, mit mittlerem oder niedrigem Sozialstatus, scheint die Notwendigkeit für Präventionen und Gesundheitsförderungen mehr als deutlich und kann zur Reduzierung gesundheitlicher Ungleichheiten führen (Poethko-Müller et al. 2018, S.9-12).

---

[1] Kaman, Anne et. al., 2020, S.7

3. Adipositas

Ob Übergewicht oder eine Adipositas vorliegt, kann man anhand der Berechnung des BMI, Body-Mass-Index, festgestellt werden. Um diesen zu berechnen, teilt man das Körpergewicht durch die Körpergröße im Quadrat. Normalgewichtige Menschen haben einen BMI zwischen 18,5 und 24,9. Ab einem BMI von 30 spricht man von Adipositas, bei denen man in verschiedene Schwerengrade unterscheiden kann, z.B. Schwerengrad 1, 2 oder 3 (vgl. Stiftung Gesundheitswesen 2021, o.S.). Bei Kindern und Jugendlichen sind alters- und geschlechtsbezogene BMI-Perzentile erforderlich, wobei man von 90. Perzentile von Übergewicht und bei 97. Perzentile von Adipositas spricht (vgl. Reinehr 2012, S.9).

3.1 Adipositas bei Kindern und Jugendlichen

Übergewicht und Adipositas sind ein zunehmendes, gesundheitliches Problem. Bisher gab es dazu noch keine altersspezifischen Studien. Um Adipositas bei Kindern und Jugendlichen festzustellen, wurde von Robert-Koch-Institut 2003 bis einschließlich 2006 sog. „KiGGS-Studie" (Kinder- und Jugendgesundheitssurveys) durchgeführt. Mit dem Ziel bundesweite Daten zum Gesundheitszustand von Kindern und Jugendlichen im Alter zwischen 3-17 Jahren zu erfassen. Insgesamt nahmen 17.641 Kinder und Jugendliche aus verschiedenen Städten und Gemeinden teil. Köpergrößen und Körpergewicht der Kinder und Jugendlichen wurden vermessen und anhand der BMI Gleichung, die bei Kindern und Jugendlichen ebenfalls angewendet werden darf, miteinander verrechnet. Die resultierenden Ergebnisse wurden in einer Tabelle zusammengefügt und sagten aus, dass 15% der 3-17-Jährigen Übergewichtig sind und 6,3% bereits an Adipositas leiden. *„Die Verbreitung von Adipositas beträgt bei den 3- bis 6-Jährigen 2,9 % und steigt über 6,4 % bei den 7- bis 10-Jährigen bis auf 8,5 % bei den 14- bis 17-Jährigen"*[2]. Vergleicht man dabei die Ergebnisse aus den Studien von 1980/1990 hat sich der Anteil von Adipositas fast verdoppelt, bei Jugendlichen im Alter zwischen 14 und 17 Jahren fast verdreifacht (vgl. Kurth und Schaffrath Rosario 2007, S. 737-738).

Die „KiGGS Welle 2" fand von 2014 bis 2017 statt. Es wurden dabei 3.567 Kinder und Jugendliche zufällig aus dem Melderegister gezogen, die in den Städten und Gemeinden leben, die bereits bei der „KiGGS Welle 1" teilnahmen. Nach Berechnung des BMI und der Einschätzung in das Referenzsystem nach Kronmeyer-Hauschild konnte man Untergewicht, Übergewicht und Adipositas in Deutschland ermitteln. Dabei wird der BMI-Wert anhand sog. BMI-Perzentillkurven bestimmt. Und unter Berücksichtigung von Alter und Geschlecht definiert (vgl. Liel und Rademaker 2020, S. 64). Nach der Definition von Kronmeyer-Hauschild *„[...] werden Kinder und Jugendliche als untergewichtig eingestuft, wenn ihr alters- und geschlechtsspezifischer BMI-Wert unterhalb des 10.*

---

[2] Kurth, B-M, Schaffrath Rosario, A, 2007, S.737

Perzentils liegt.[3] *„Ein BMI-Wert oberhalb des 90. Perzentils wird als Übergewicht und oberhalb des 97. Perzentils als Adipositas definiert"*[4]. Nach dieser Festlegung wurden zehn Prozent der Kinder als untergewichtig, zehn Prozent als übergewichtig und drei Prozent als adipös eingestuft (vgl. Schienkiewitz/Damerow/Schaffrath Rosario 2018, S.60-62). Die Ergebnisse aus der KiGGS-Studie Welle 2 ergaben, dass Kinder in der Altersgruppe zwischen 5-17 Jahren 26,3% Übergewicht haben und 8,8% von Adipositas betroffen sind (vgl. Schienkiewitz/Damerow/Schaffrath Rosario 2018, S.67).

Bei Kindern unter fünf Jahren gibt nicht der errechnete BMI-Wert Informationen über Unter-, Übergewicht oder Adipositas, sondern die Körpergröße/Körpergewicht auf das Alter des Kindes (vgl. Schienkiewitz/Damerow/Schaffrath Rosario 2018, S.64).

Aus Sicht der Public-Health-Relevanz möchte Deutschland als individuelles Ziel die Zunahme von Adipositas bis 2025 stoppen. Es bietet sich eine Klassifikation an, um den klinischen Handlungs- und Versorgungsbedarf zu ermitteln, um über weitere therapeutische Maßnahmen zu bestimmen (vgl. Schienkiewitz/Damerow/Schaffrath Rosario 2018, S.70).

3.2 Ursachen, Einflussfaktoren und Folgen
Ursachen und Einflussfaktoren:

Dem Körper wird durch die Nahrungsaufnahme Energie zugeführt. Eine zu hohe Energiezufuhr, z.B. durch übermäßiges Essen, lässt bei geringen körperlichen Energieverbrauch überschüssige Energie in Fett umwandeln, was anschließend im Körper gespeichert wird. Die Ursachen für Übergewicht und/oder Adipositas sind meist Kombinationen aus verschiedenen, ungünstigen Lebensstilen und körperlicher Veranlagung. Oft spielen hierbei auch eine ungesunde Ernährung und ein häufiger Bewegungsmangel eine wichtige Rolle. Psychische Faktoren, wie beispielsweise Stress, Frust oder depressive Züge begünstigen den weiteren Verlauf von Adipositas. Weitere Ursachen können z.B. sein: (vgl. Kremer 2018, o.S.).

- Körperliche/familiäre Veranlagung: Gene können den Energieverbrauch eines Menschen beeinflussen. Es gibt Studien, die auf mögliches, genetisch gesteigertes Hungergefühl andeuten (vgl. Kremer 2018, o.S.).
- Dauerhafte Verfügbarkeit von Essen: Das Überangebot von Nahrungsmittel kann dazu beitragen, dass mehr gegessen wird als nötig. Gerade Snacks und zuckerreiche Limonaden, die zwischen den Mahlzeiten eingenommen werden, führen dazu, dass mehr konsumiert wird, als der Körper benötigt (vgl. Kremer 2018, o.S.).
- Medikamente: Einige Medikamente, die der Mensch wegen körperlichen oder psychischen Beschwerden einnimmt, begünstigt eine Gewichtszunahme (vgl. Kremer 2018, o.S.).

---

[3] Schienkiewitz Anja, Damerow S, Schaffrath Rosario A (2018), S.62
[4] Schienkiewitz Anja, Damerow S, Schaffrath Rosario A (2018), S.62

- *„Erkrankungen wie Essstörungen, Depressionen, eine Schilddrüsenunterfunktion oder ein Morbus Cushing"[5]* (vgl. Kremer 2018, o.S.).

- Kindern aus Familien mit niedrigem Sozialstatus: niedriger Sozialstatus der Familie spielt hierbei eine wichtige Rolle, möglicher Migrationshintergrund, oder Kinder, bei denen Mütter ebenfalls adipös oder übergewichtig sind (vgl. Kurth und Schaffrath Rosario 2007, o.S.).

Mögliche Folgen der Adipositas:

Menschen, die an Adipositas oder Übergewicht leiden, merken schnell eine fehlende Ausdauer und Ermüdung des Körpers, starkes schwitzen und Kurzatmigkeit. Das Körpergewicht führt dazu, dass die Bewegungsabläufe eingeschränkt sind und die körperlichen Beschwerden, z.B. Schmerzen an/in den Gelenken, zunehmen (vgl. Kremer 2018, o.S.). Bereits im Kindesalter können bereits erste körperliche Folgen der Adipositas auftreten, z.B. Bluthochdruck oder Fettstoffwechselstörungen (vgl. Reinehr 2010, S.10). Weitere körperliche und psychosoziale Folgen können z.B. sein:

- Bluthochdruck: eines der meisten Begleiterkrankungen von Adipositas. Hoher Blutdruck kann zu einer Arterienverkalkung führen, was wiederum das Herz oder Herzgefäße betrifft (vgl. Kremer 2018, o.S.).
- Typ-2-Diabetis
- Psychische Folgen: *„Folgen des Übergewichts können ein vermindertes Selbstwertgefühl, Ängstlichkeit und Depressionen sein. Der seelische Druck, den die Betroffene empfinden, kann wiederum zu neuen Essattacken führen. Essen soll dann entlastend und tröstend wirken, doch damit geraten adipöse Menschen in einen Teufelskreis."[6]* (vgl. Kremer 2018, o.S.). Im Jugendalter können soziale und wirtschaftliche Benachteiligungen vorangehen, z.B. schlechte Ausbildungsplätze oder Schwierigkeiten bei der Partnersuche (vgl. Reinehr 2010, S.11).
- Mobbing (vgl. Schienkiewitz/Damerow/Schaffrath Rosario 2018, S. 60).

4. Prävention und Gesundheitsförderung

Gesundheitsbezogene Herausforderungen, die sich mit und nach dem Schuleintritt der Kinder zeigen, benötigen verschiedene Akteure, um diese wieder auszugleichen zu können. Die Konzepte zur Prävention und Gesundheitsförderung können auf kommunaler Gesamtstrategie zu einer Erhöhung des gesunden Aufwachsens der Kinder beizutragen (vgl. Liel und Rademaker 2020, S.108).

---

[5] Kremser, Katharina, 2018, o.S.
[6] Kremer, Katharina, 2018, o.S.

4.1 Notwendigkeit

Die Notwenigkeit für Präventions- und Gesundheitsmaßnahmen ist wichtig, da sich zwischen 1985 und 1999 das Übergewicht bei Kindern und die Anzahl von adipösen Kindern sich fast verdoppelt hat. Die Therapie von Adipositas ist meist aufwendig und mit hohen Kosten verbunden – die resultierenden Ergebnisse am Ende der Therapie meist nur zufriedenstellend. Deshalb ist Prävention wichtig und notwendig, um dem bereits frühzeitig entgegenzuwirken. Das Grundschulalter ist dafür ein geeignetes Alter, da in dieser Altersspanne die Gewohnheiten fürs spätere Leben gebildet und gefestigt werden. Außerdem bieten sich Settings im Kindergarten hierbei besonders gut an, da mehr als 90% der Kinder in Deutschland den Kindergarten besuchen (vgl. Strauß/Herbert/Mitschek 2011, S.322). Ziele der Prävention und Gesundheitsförderung sollen die Verringerung des Übergewichtes sein, dauerhafte Umstellung der persönlichen Verhaltens- und Essweisen und Vermeidung von Nebenwirkungen, z.B. Essstörungen (vgl. Reinehr 2010, S.13).

Die Förderung von Gesundheit und Wohlbefinden ist von hoher Public-Health-Relevanz, da gesundheitliche Beeinträchtigungen oftmals im späteren Erwachsenenalter festgestellt werden (vgl. Kaman et al. 2020, S.7).

4.2 Programme, Maßnahmen und Methoden
4.2.1 „optimiX" oder Optimierende Mischkost (OMK)

Hierbei handelt es sich um eine Ernährungstherapie, die unabhängig von Alter und adipösen/nicht adipösen Kindern angewendet werden kann. Der aktuelle Zuckerzusatz in den Nahrungsmitteln, die die Kinder und Jugendliche konsumieren, beträgt 14%. Bei der optimierten Mischkost soll eine fett- und zuckerreduzierte Kost mit hohem Anteil von pflanzlichen Lebensmitteln beinhalten. Der Zuckerzusatz beträgt hierbei lediglich 5%. Wichtig ist hervorzuheben, dass es sich hierbei um kein starres Ernährungskonzept handelt, sondern den Rahmen stellt und dennoch für ausreichend Spielraum sorgt, um individuelle Ernährungsgewohnheiten zu berücksichtigen (vgl. Reinehr 2010, S.15-16).

Für die Lebensmittelauswahl bei „optimiX" gibt es drei Regeln:

1. Pflanzliche Lebensmittel und Getränke: *reichlich* (vgl. Reinehr 2010, S.15)
2. Tierische Lebensmittel: *mäßig* (vgl. Reinehr 2010, S.15)
3. Fett- und zuckerreiche Lebensmittel: *sparsam* (vgl. Reinehr 2010, S.15)

Zur Unterstützung werden die drei Regeln für die Kinder visualisiert und in einer tabellarischen Pyramide aufgebaut, die sich mit Hilfe der Ampelfarben (grün reichlich, gelb mäßig und rot sparsam) voneinander abheben (vgl. Reinehr 2010, S. 15-16.). Es werden Nahrungsmittel mit hohen Nährstoffdichten empfohlen, da diese bis zu 90% der Energiezufuhr liefern und gleichzeitig reich an Nährstoffen, wie z.B. Vitamine und Mineralstoffe, sind. Es ist wichtig, dass Familien und Kinder bei dem Programm eine Orientierung aufgezeigt bekommen. Daran können sie einen eigenen, persönlichen Weg finden, um eine langfristige Ernährung zu definieren (vgl. Reinehr 2010, S.16).

Die optimierende Mischkost wurde überarbeitet und vielfältiger gestaltet. Es wurde von einem Speiseplan, der sieben Tage beinhaltete, auf 4 Wochen erweitert und die Essgewohnheiten der Kinder und Jugendlichen wurden berücksichtigt. Der Speiseplan setzt sich auf fünf Mahlzeiten am Tag zusammen: Frühstück, Mittagessen, Abendessen, Zwischenmahlzeit am Vormittag und Zwischenmahlzeit am Nachmittag. Kriterien für den Lebensmitteleinsatz sind z.b. Eine Portion Gemüse, Rohkost oder Obst zu jeder Mahlzeit, ein Getränk zu jeder Mahlzeit und die Beschränkung von zuckerhaltigen Lebensmitteln. Die Lebensmittel wurden in insgesamt elf Lebensmittelgruppen zugeordnet, anschließend konnte die Lebensmittelverzehrmengen erfasst und berechnet werden (vgl. Kertsting/Kalkhoff/Lücke 2017, S.305-315):

- 1-3 Jahre: 1100-1200kcal/Tag (vgl. Kertsting/Kalkhoff/Lücke 2017, S.306)
- 1-6 Jahre: 1300-1400kcal/Tag (vgl. Kertsting/Kalkhoff/Lücke 2017, S.306)

4.2.2 „TigerKids"

„TigerKids" ist ein Programm, das als effektive Präventionsmaßnahme für Settings im Kindergarten entwickelt worden ist. Es ist ein kostengünstiges Programm zur Verhaltensschulung in Kita's, mit dem Ziel, Übergewicht und Adipositas vorzubeugen (vgl. Strauß/Herbert/Mitschek 2011, S.322). Es wird dabei nicht nur das Kind gesehen, sondern auch das soziale Umfeld des Kindes inklusive Familie und Kita. Durch die aktive Einbindung der Eltern können Gesundheitsfragen eine mögliche, nachhaltige Wirksamkeit auf die gesamte Familie bezwecken. Bei dem Setting in der Kita können alle Kinder jeglicher sozialen Schichten und Migrationshintergründen erreicht werden (vgl. Strauß/Herbert/Mitschek 2011, S.322).

Nach Entwicklung des Programmes 2004 fanden zweitägige Schulungen für das Kita-Team statt. Bis 2006 wurden in den Institutionen auch Elternabende zum Thema TigerKids angeboten, um Fragen zu klären. Das Konzept ist handlungsorientiert und spielerisch ausgelegt, und verfolgt das Ziel, Übergesicht und Adipositas in dieser Altersklasse zu senken. Dabei können bereits spielerisch Aktivitäten angeboten werden, die leicht in den Alltag zu integrieren sind z.B. regelmäßig frischen Obst und Gemüse essen, genügend Bewegung über den Tag verteilt oder auch bewusste Phasen der Entspannung erleben (vgl. Strauß/Herbert/Mitschek, 2011, S.322ff).

Beispielsweise wurde jede Kita mit einem kleinem Holzzug ausgestattet, um in die erste Präventionswoche zu starten. Es wurde täglich, eine in sich aufbauende Geschichte vorgelesen und die Kinder haben täglich einen Wagon des Holzzuges mit Nahrungsmitteln und Getränken beladen. Dadurch lernen sie kindgerecht und spielerisch Lebensmittelgruppen kennen und die ersten Grundlagen einer gesunden Ernährung. Die ErzieherInnen der Gruppen haben einen Leitfaden zur Orientierung bekommen, sowie weitere Spielmaterialien. Durch die anschließende

Prozessevaluierung konnte nach dem Projekt festgestellt werden, dass: (vgl. Strauß/Herbert/Mitschek 2011, S.326).

- Nach wie vor wurden Zuhause ausreichend Obst und Gemüse verzehrt (vgl. Strauß/Herbert/Mitschek 2011, S.326),
- Konsum von gesüßten Getränken nahm ab (vgl. Strauß/Herbert/Mitschek 2011, S.326),
- Eltern und Kinder nahmen das Angebot erfreulich auf und begünstigte damit erwünschtes Ernährungsverhalten (vgl. Strauß/Herbert/Mitschek 2011, S.326).
- Die ErzieherInnen haben festgestellt, dass: die tägliche Bewegungsdauer der Kinder über 30 Minuten gestiegen ist, viele Kinder hatten ein gesünderes Frühstück dabei und verzehrten weniger Süßigkeiten oder gezuckerte Getränke (vgl. Strauß/Herbert/Mitschek, 2011, S.326).

5. Fazit

Im Schlussteil der Arbeit wird nun der gesamte Arbeitsprozess reflektiert und ein Resümee gezogen, ob die Aufgabe und dessen Forschungsfrage, die in der Einleitung beschrieben ist, beantwortet wurde. Durch die intensive Auseinandersetzung mit der gesundheitlichen Lage der Kinder in Deutschland und die Aufzählung der Notwenigkeit der Gesundheitsförderung und möglichen Präventionsprogrammen machen ersichtlich, dass ohne solch eine Prävention oder Förderung es weiterhin, stetig schlecht um die Gesundheit der Kinder bestellt ist. Es ist eine gesellschaftliche Aufgabe, an denen sich alle Beteiligten: Eltern, Kinder, sozialpädagogisches Personal, soziales Umfeld des Kindes und die Politik dazu beitragen, dass an einem Strang gezogen wird. Durch weitere Präventionsprogramme, die gefördert und finanziell unterstützt werden müssen, kann weitestgehend im frühen Kindesalter angesetzt werden. Diese Programme können sich bis in die Grundschule oder weiterführende Schule ausweiten und die Kinder täglich begleiten. Es werden außerdem alle Kinder damit angesprochen, egal welches Geschlecht, welche Herkunft, welche Sprache, oder welcher soziale Status die Familie hat.

Durch die tägliche, bewusste Begleitung kann es sein, dass Übergewicht und Adipositas bei den Kindern zurückgehen kann. Im Jugendalter führt dies zu weniger schwerwiegenden sozialen, physischen und psychischen Folgen und es wächst eine starke Persönlichkeit heran, die als Erwachsener voll im Leben steht. Er achtet weiterhin auf seine persönliche Gesundheit und nimmt Therapien o.ä. in Anspruch, sollte dies von Nöten sein. Der Erwachsene kann sein Wissen in die weitere Generation weitergeben und Aufklärungsarbeit leisten.

Es ist also von deutlicher Wichtigkeit, weiterhin die Entwicklung der Kinder bewusst wahrzunehmen und diese auf allen Wegen bestmöglich zu unterstützen.

II.   Literaturverzeichnis

Franzkowiak,   **P./Hurrelmann,**   **K.**   **(2018):**   *Gesundheit.*   (URL:
https://leitbegriffe.bzga.de/alphabetisches-verzeichnis/gesundheit/ [letzter Zugriff: 20.11.2021])

Kaman A./Ottová-Jordan V./ Bilz L./ Sudeck G./ Moor I et al. (2020): *Subjektive Gesundheit und Wohlbefinden von Kindern und Jugendlichen in Deutschland – Querschnittergebnisse der HBSC-Studie 2017/18.* In: Journal of Health Monitoring 5(3), Robert-Koch-Institut, Berlin. S.7–21.

Kersting, M./Kalhoff, H./Lücke, T. (2017): *Von Nährstoffen zu Lebensmitteln und Mahlzeiten: das Konzept der Optimierten Mischkost für Kinder und Jugendliche in Deutschland.* In: Aktuelle Ernährungsmedizin, 42. Jg., Georg Thieme Verlag KG Stuttgart, S.304-315.

Kurth, B-M./Schaffrath Rosario, A. (2007): *Die Verbreitung von Übergewicht und Adipositas bei Kindern und Jugendlichen in Deutschland. Ergebnisse des bundesweiten Kinder- und Jugendgesundheitssurveys (KiGGS).* (URL: https://link-springer-com.pxz.iubh.de:8443/content/pdf/10.1007/s00103-007-0235-5.pdf [letzter Zugriff: 16.11.2021])

Kremser, K. (2018): *Adipositas: Starkes Übergewicht ist weltweit ein zunehmendes Problem, denn es begünstigt viele Krankheiten. Wie sich das Volksleiden behandeln lässt.* (URL: https://www.apotheken-umschau.de/krankheiten-symptome/adipositas-733691.html [letzter Zugriff: 16.11.2021])

Liel K./Rademaker A-L. (2020): *Gesundheitsförderung und Präventation – Quo vadis Kinder- und Jugendhilfe? Eine Bilanz 10 Jahre nach dem 13. Kinder- und Jugendbericht.* In: Rademaker, A-L. et al (Hrsg.): Gesundheitsförderung und Prävention – Quo vadis Kinder- und Jugendhilfe. Beltz Juventa, Weinheim Basel, S.108.

Poethke-Müller, C./Kuntz, B./Lampert, T./Neuhauser, H. (2018): *Die allgemeine Gesundheit von Kindern und Jugendlichen in Deutschland – Querschnittergebnisse aus KiGGS Welle 2 und Trends.* In: Journal of Health Monitoring 3(1), S.9-12. https://edoc.rki.de/bitstream/handle/176904/3030/24IyOw6Nt8Qz2.pdf?sequence=1&isAllowed=y

Reinehr T./Dobe M./Kersting M. (2010): *Therapie der Adipositas im Kindes- und Jugendalter: Die Schulprogramme OBELDICKS Light und OBELDICKS für übergewichtige und adipöse Kinder und Jugendliche.* Hogrefe Verlag, Göttingen, 2. Auflage, S.9-16.

Schienkiewitz A./Damerow S./Schaffrath Rosario A. (2018): *Prävalenz von Untergewicht, Übergewicht und Adipositas bei Kindern und Jugendlichen in Deutschland – Einordnung der Ergebnisse aus KiGGS Welle 2 nach internationalen Referenzsystemen.* In: Journal of Health Monitoring 3(3), S.60–74.

Strauß, A./Herbert, B./Mitschek, C. et al (2011): *TigerKids: Erfolgreiche Gesundheitsförderung in Kindertageseinrichtungen.* In: Bundesgesundheitsblatt – Gesundheitsforschung – Gesundheitsschutz. Springer Nature Journals, 54 Jg., Heft 1, S.322-329.

WHO (2020): *Basic documents: forty-ninth edition (Including amendments adopted up to 31 May 2019).* Geneva: World Health Organization; Licence: CC BY-NC-SA 3.0 IGO (URL: https://apps.who.int/gb/bd/pdf_files/BD_49th-en.pdf#page=6 [letzter Zugriff: 19.11.2021])

(o.V.) Stiftung Gesundheitswesen (2021): *Adipositas: Diagnostik.* (URL: https://www.stiftung-gesundheitswissen.de/wissen/adipositas/diagnostik [letzter Zugriff: 16.11.2021])

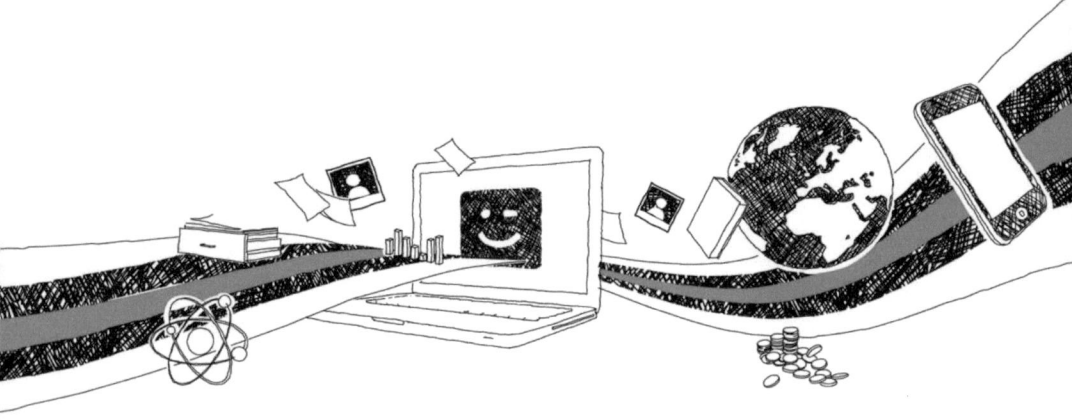
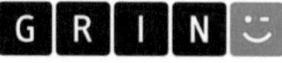